AF295742

PUBLICATIONS DU *PROGRÈS MÉDICAL*

DE LA

GLYCÉMIE ASPHYXIQUE

PAR

A. DASTRE

Docteur ès-sciences, Docteur en médecine
Professeur suppléant à la Faculté des Sciences

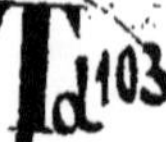

PARIS

Aux bureaux du PROGRÈS MÉDICAL ; V. A. DELAHAYE et Cⁱᵉ, Libraires-Éditeurs

6, rue des Écoles, 6.   23, Place de l'École-de-Médecine.

1879

DE LA

GLYCÉMIE ASPHYXIQUE

VERSAILLES

CERF ET FILS, IMPRIMEURS

59, RUE DUPLESSIS, 59

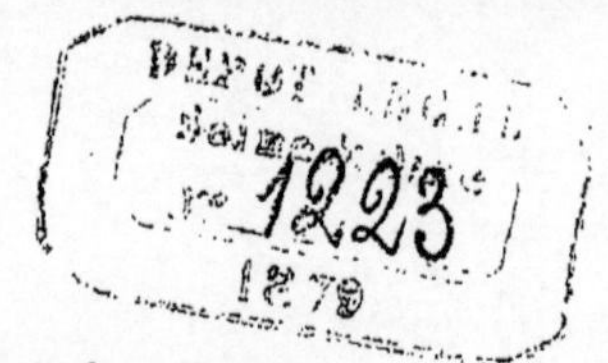

DE LA

GLYCÉMIE ASPHYXIQUE

PAR

A. DASTRE

Docteur ès-sciences, Docteur en médecine
Professeur suppléant à la Faculté des Sciences

PARIS

Aux bureaux du **PROGRÈS MÉDICAL**; V. A. DELAHAYE et Cᵢₑ, Libraires-Éditeurs
6, rue des Écoles, 6.   23, Place de l'École-de-Médecine.

1879

AVANT-PROPOS

Je m'étais proposé, en commençant ce travail, de fixer d'une manière générale les rapports qui existent entre les gaz et le sucre du sang, c'est-à-dire entre les deux éléments dont on imaginait que le conflit produisait les combustions respiratoires, source de la chaleur animale. Mais j'ai dû me restreindre et réduire mes recherches à un cas particulier, celui où les gaz du sang éprouvent des variations considérables. Ce travail est donc uniquement destiné à l'étude de cette simple question de fait :

Quelle est l'influence immédiate des grandes modifications de la respiration et en particulier de l'état asphyxique sur la quantité de sucre que contient le sang ?

Je ne me suis pas cru obligé à discuter les interprétations auxquelles pourraient donner lieu les résultats obtenus, non plus qu'à choisir les théories qui les expliqueraient. Il m'a semblé que je pouvais limiter pour le moment ma tâche à établir un résultat brut, puisque ce résultat considéré en lui-même, indépendamment de toute interprétation, rend compte de plusieurs circonstances physiologiques et pathologiques d'un intérêt suffisant.

DE LA

GLYCÉMIE ASPHYXIQUE

État de la question.

La question des rapports du sucre du sang avec les gaz qui y sont contenus ne comporte pas un long examen historique. Nous la croyons neuve, en ce sens que personne, à notre connaissance, n'a cru utile de l'aborder directement par l'expérimentation. Ce n'est qu'incidemment que Cl. Bernard et Paul Bert ont été amenés à y toucher par quelques points.

Cl. Bernard a signalé un fait important en soi et pour ses applications, mais dont on a donné une interprétation abusive et contraire à la pensée même du célèbre physiologiste. Ce fait, c'est qu'à la suite d'un état asphyxique longtemps prolongé le foie détruit toute sa provision de glycogène. On a pu inférer de là que, dans les dernières périodes qui précèdent cette ruine définitive, le sang ne devait plus contenir que des quantités indéfiniment décroissantes de glycose. Mais ces dernières périodes n'appartiennent déjà plus à l'asphyxie : c'est un état agonique, qui a pu être causé par la privation d'oxygène mais qui peut être tout aussi bien l'aboutissant commun d'une multitude d'autres causes, également capables de réaliser cette déchéance physiologique des tissus qui va se terminer par la mort. La diminution de sucre s'observe donc à la fin de l'asphyxie lente comme à la fin d'une pyrexie grave, ou d'un empoisonnement, alors que l'organisme semble avoir épuisé toutes ses réserves ou perdu tous les mécanismes à l'aide desquels il pouvait former le minimum de matière sucrée nécessaire à l'entretien de la vie. En d'autres termes, Cl. Bernard a examiné la teneur du sang en sucre non point pendant l'asphyxie, mais pour ainsi dire après l'asphyxie.

M. Paul Bert a étudié d'une manière si complète toutes les circonstances et toutes les conditions de la respiration augmentée ou diminuée qu'il ne pouvait laisser de côté la question des rapports du sucre et des gaz du sang. A l'époque où j'exécutai les recherches qui sont consignées dans les pages suivantes, il voulut bien m'aider de ses conseils et de son expérience et il me chargea de suivre les variations du sucre du sang chez des animaux soumis à des dépressions plus ou moins fortes, plus ou moins prolongées, c'est-à-dire à des conditions variées d'asphyxie rapide ou lente. Les conclusions de l'éminent physiologiste sont consignées dans son ouvrage. (*La pression barométrique*, p. 731.) J'ai la satisfaction de reconnaître qu'elles sont entièrement conformes aux résultats que j'obtenais en réalisant l'asphyxie d'une autre manière, par respiration d'un air confiné, et qu'elles m'apportent ainsi une confirmation précieuse.

A l'exception des deux savants physiologistes que je viens de nommer, je n'ai pas connaissance qu'aucun autre, avant 1876, ait eu recours à l'expérimentation directe en vue de fixer la question que j'examine ici.

Cependant, le problème des rapports entre le sucre et l'oxygène du sang avait été posé antérieurement dans des publications d'un autre caractère. Il avait été résolu théoriquement, par des considérations *a priori*, dans un mémoire d'Alvaro Reynoso inséré dans les *Annales des sciences naturelles* (IVe série, T. III, p. 120). A l'époque où l'auteur écrivait (1851) on ne connaissait pas les conditions de la glycémie normale; on ne savait pas doser le sucre dans le sang. Aussi Alvaro Reynoso n'a-t-il examiné que les urines, cherchant à savoir seulement si l'animal devenait glycosurique et à apprécier à quel degré il l'était. On comprend ce qu'un tel procédé a d'imparfait. Il ne peut donner que des résultats bruts, des chiffres moyens correspondant à la période plus ou moins longue pendant laquelle est venue s'accumuler dans la vessie toute l'urine que l'on en tire pour l'analyse. De là, l'impossibilité de saisir les variations plus ou moins rapides de la glycémie en rapport avec les circonstances qui sont capables de la faire varier. Ce vice de méthode enlève une grande partie de leur valeur aux assertions, même exactes, de l'auteur.

Une autre cause de suspicion c'est que le travail du médecin espagnol est inspiré par des idées préconçues dont la justesse est souvent contestable et dont la fausseté est quelquefois certaine. C'est ainsi qu'il croit le sang artériel chargé d'une quantité de sucre impossible à apprécier à cause de sa petitesse, tandis que le sang veineux pourrait en renfermer des quantités notables. En d'autres termes, il pense que le sucre se détruit dans le poumon, erreur qui en entraîne nécessairement d'autres relativement à la distribution de la chaleur animale. C'est le contraire qui est vrai : Cl. Bernard a vu, en effet, que le sang afférent, c'est-à-dire le sang artériel, est d'une façon générale plus riche en sucre que le sang de retour, c'est-à-dire le sang veineux. On n'a jamais essayé de contester sérieusement ce résultat. Pavy (Procéed. of the Royal Society 1877) et Abeles (Stricker's medicinische Jahrbücher 1875) n'ont prétendu tout au plus que diminuer l'écart entre la teneur des deux sangs, et ils ont dit que le sang artériel ne contenait pas sensiblement plus de sucre que le sang veineux. C'est une simple affaire d'appréciation dans le degré de l'action. « Il est
» certain, dit au contraire Alvaro Reynoso, qu'une grande
» partie du sucre disparaît pendant l'acte respiratoire
» dans les poumons ; car le sang qui part du foie et s'ache-
» mine vers les poumons contient du sucre, et celui qui en
» sort en est complètement exempt ou du moins sensible-
» ment. »

Néanmoins, malgré ces erreurs de fait et cette insuffisance de la méthode, nous verrons que l'assertion principale d'A. Reynoso est exacte. Il a annoncé l'existence du diabète asphyxique. « Il existe, dit-il, une liaison entre les
» phénomènes respiratoires et la présence du sucre dans
» les urines, de telle sorte que toutes les substances qui
» ralentissent la respiration ou diminuent l'hématose pro-
» duite dans le poumon sont autant de causes qui pour-
» raient, à notre avis, déterminer le passage du sucre dans
» les urines. » A. Reynoso a entrevu d'une manière plus ou moins vague, autant d'après des idées préconçues qu'en se fondant sur l'expérience, des faits qui ont une réalité certaine ; il était donc nécessaire de reprendre cette étude d'une manière plus scientifique, de manière à obtenir des résultats constants et dignes de créance. Les recherches n'avaient pas fourni, en effet, de conclusions constantes.
« Des lapins strangulés et noyés, dit Reynoso, nous ont
» donné du sucre dans les urines ; mais aussi, il faut dire
» que nous n'en avons pas obtenu dans tous les cas, pro-
» bablement parce que ces moyens d'asphyxie entraînent
» avec eux de nombreuses causes perturbatrices dans l'éco-
» nomie. »

Il nous a paru qu'il y avait intérêt à reprendre cette étude simplement ébauchée, et c'est ce que nous avons fait en examinant la teneur du sang artériel en sucre dans l'asphyxie en vase clos et dans l'asphyxie par dépression et en comparant aussi souvent que nous l'avons pu les gaz du sang au glycose qu'il contient.

Dispositif expérimental.

Dans une première série d'expériences, j'ai provoqué l'asphyxie par respiration dans une atmosphère confinée.

L'animal (chien) est attaché sur la gouttière à expérience et préparé de manière à ce que l'on puisse, à volonté, permettre ou entraver la respiration et faire la prise de sang nécessaire à l'analyse. Rien n'est plus simple que la manière de réaliser ces dispositions, et il ne serait presque pas nécessaire d'entrer dans des détails à ce sujet, au moins pour les lecteurs qui ont l'habitude des expériences physiologiques.

§ 1er. — *Prise de sang.*

On découvre l'artère crurale à la racine du membre inférieur et l'on introduit une canule dans le bout central de l'artère liée. On peut, avec avantage, opérer autrement et placer une canule en T dans le vaisseau de manière à ne point interrompre le cours du sang. La canule simple du premier cas ou la branche transversale de la canule en T dans le second cas sont reliées à un tube en caoutchouc qui peut amener le sang directement dans la capsule à analyse placée sur le plateau de la balance dont il sera question plus loin. La teneur du sang artériel en sucre étant sensiblement la même dans tous les points du réseau, on peut aussi bien puiser le sang dans toute autre artère, par exemple l'artère carotide. Comme on est obligé, dans la suite de l'opération, de pratiquer une incision au cou afin d'introduire une canule dans la trachée, on peut tirer parti de cette plaie et s'épargner une nouvelle mutilation en découvrant du même coup et préparant l'artère carotide de la même manière que nous avons dit que l'on préparait l'artère crurale. L'ajutage en caoutchouc qui doit conduire le sang, de l'artère dans la capsule à analyse, doit être vidé par expression au moment de chaque nouvelle prise. Nous opérons en effet sur des quantités de sang aussi faibles que possible, 10 grammes, par exemple, et l'on conçoit que le reliquat d'une opération antérieure conservé dans l'ajutage pourrait modifier notablement le résultat de l'analyse. Nous n'indiquons cette précaution que comme un exemple de toutes celles que suppose l'opération pourtant très-simple qui nous occupe. En ces matières, on en dit toujours trop ou trop peu : trop pour ceux qui ont l'habitude de l'expérimentation, trop peu pour ceux qui ne l'ayant pas croiraient qu'une description détaillée peut suppléer à ce défaut d'habitude. Par exemple, si nous prenons la précaution d'amener directement le sang de l'artère dans la capsule tarée au lieu de le recevoir dans un vase intermédiaire pour le transporter ensuite dans la capsule, c'est qu'à divers points de vue, tous pratiques, nous trouvons avantage à cette manière de procéder. Le premier, c'est que nous limitons la prise de sang exactement à la quantité nécessaire : le tube de caoutchouc se déversant dans la capsule tarée, on ralentit très-légèrement le débit du liquide par une pression de doigt au moment où l'on voit le plateau de la balance se mettre en mouvement ; on l'arrête quand l'équilibre est établi. L'hémorrhagie est ainsi réduite au minimum, aux 10 grammes qu'exige l'analyse glycosique, et c'est là une perte de sang trop faible pour modifier sensiblement les conditions vitales d'un animal de grande taille. De plus, le sang asphyxique se coagule quelquefois très-rapidement, et la présence d'un caillot dans le vase intermédiaire empêcherait le déversement régulier du liquide et amènerait des erreurs notables dans le dosage.

§ 2. — *Dispositif respiratoire.*

Tout étant préparé pour la prise du sang, on s'occupe du dispositif qui doit être adapté à l'appareil respiratoire.

De toutes les dispositions qui amènent une asphyxie graduée, celle qui doit être préférée consiste à faire respirer l'animal dans un espace clos par le moyen d'une canule introduite dans la trachée. C'est le procédé d'asphyxie qui modifiera la circulation le moins possible. Il y a intérêt à atténuer l'effet qu'exercent sur l'appareil circulatoire les efforts de l'animal qui se débat contre la suffocation ; lorsque la trachée est directement obstruée, toute la grandeur de l'effort se traduit par la pression de l'air sur la surface pulmonaire, et il en résulte un trouble profond dans la circulation du poumon, du cœur, et en général, de tout l'appareil vasculaire. L'inconvénient est surtout fâcheux en ce qui concerne le foie. On soupçonne que les simples changements d'ordre mécanique qui se produisent dans la circulation hépatique peuvent influer sur la quantité de sucre que le sang enlève au foie. Bien que ces changements soient eux-mêmes l'un des éléments du complexus asphyxique, il importe de les réduire autant que possible afin qu'ils ne masquent pas l'influence des autres conditions de l'asphyxie, dans le cas où ces autres éléments, d'ordre chimique ou physiologique, auraient eux aussi une influence sur le sucre du sang. Or, si l'on pratique la trachéotomie, on sait que l'animal exposé à l'air libre ne peut plus faire d'effort, puisqu'il ne peut plus enfermer dans les voies aériennes la masse d'air sur laquelle s'exerce la pression des muscles expirateurs. L'impossibilité de l'effort sera tout aussi réelle si la trachée est mise en communication avec une enceinte de très-grand volume. Dans ce cas, s'il est possible en même temps de faire à volonté changer la composition de l'air dans cette enceinte, on pourra produire l'asphyxie avec le minimum de désordres mécaniques dans la circulation du foie. La solution du problème exigerait donc que les voies aériennes fussent mises en relation avec un vase clos de grandes dimensions, où la composition de l'air pût être modifiée assez rapidement.

Nous n'avons réalisé qu'approximativement ces conditions expérimentales, c'est-à-dire que nous avons produit l'asphyxie en faisant respirer l'animal dans un vase clos ayant seulement au plus vingt-cinq litres de capacité (cloche tubulée), manière de procéder qui diminue seulement dans une notable proportion l'influence perturbatrice de l'effort. Mais pour atténuer encore cet inconvénient nous avons eu soin de brancher sur le conduit aérien ou sur la tubulure de la cloche un sac de caoutchouc à parois minces ayant une capacité comparable à celle du poumon qui cède à chaque inspiration et se dilate à chaque expiration de manière à réaliser la contre-partie du jeu du poumon.

Enfin, il était indispensable pour la commodité des opérations de ramener très rapidement l'animal à respirer dans l'air ordinaire, puis à respirer de nouveau dans l'espace confiné, en un mot d'alterner à volonté et commodément la respiration ordinaire avec la respiration gênée. Cette condition est obtenue très simplement en interposant sur le tube trachéal un robinet à trois voies à lumière très large. En tournant la clef du robinet de 90° dans l'un ou l'autre sens on peut faire respirer l'animal soit à l'air libre soit dans la cloche.

Avant de commencer l'expérience et dans les intervalles où on laisse reposer l'animal, le robinet doit être tourné de manière que la respiration s'exécute à l'air libre.

§ 3. — *Dispositif pour l'analyse.*

Il ne reste plus qu'à décrire la partie du dispositif qui se rapporte à l'opération même de l'analyse : c'est l'appareil dont Cl. Bernard se servait en dernier lieu pour l'analyse du sucre du sang. Je rappellerai brièvement ce procédé avec les très légères modifications qu'il est utile d'y apporter :

Sur l'un des plateaux d'une balance de Roberval, on a

placé une capsule de porcelaine tarée contenant 10 grammes
de sulfate de soude et devant recevoir 10 grammes de sang.
Le sulfate de soude est en cristaux non effleuris. C'est
dans cette masse cristalline que l'on fait arriver le sang. Dès
que la quantité convenable (10 grammes au minimum) a été
recueillie, on porte immédiatement la capsule au-dessus de
la flamme d'un petit bec à couronne, et l'on a soin d'agiter
continuellement le mélange avec une baguette de verre.
Nous insistons sur la recommandation d'opérer rapidement
de façon à ne pas laisser au sang le temps de se coaguler
en masse et à le saisir par le sulfate de soude chauffé, pour
ainsi dire dans toutes ses parties à la fois. Il faut continuer
l'action trois à quatre minutes suivant la vivacité de la
flamme, de manière toutefois à éviter les projections
ainsi que la carbonisation de la matière organique sur
les parois de la capsule. On est prévenu que l'action a été
suffisante lorsque, en promenant la baguette de verre sur
les parois de la capsule, on réussit par là à écarter nettement les particules de matière et à apercevoir le fond
blanc de la porcelaine. C'est en observant avec scrupule
ces prescriptions insignifiantes, en apparence, que l'on est
assuré d'obtenir plus tard un virage très net du réactif
cuprique, c'est-à-dire de faire une bonne analyse. La plupart des auteurs qui ont reproché à la méthode de Cl. Bernard une certaine incertitude avaient omis probablement
quelqu'une de ces règles pratiques qui appartiennent à cet
ordre de manœuvres que dans les laboratoires on appelle
des tours « de main ».

Lorsque la coction du sang sulfaté a été suffisante, on
saisit la capsule avec une pince de bois, on la replace sur
le plateau de la balance et l'on rétablit le poids en versant
avec une pipette de l'eau distillée qui remplace celle que
l'ébullition a fait disparaître. On verse le contenu dans la
petite presse Aubry que l'on a eu soin d'échauffer par
immersion dans l'eau bouillante de manière à éviter la cristallisation du sulfate : on serre rapidement la vis par
mouvements oscillatoires de manière à éviter les projections du liquide. Ce liquide exprimé, que nous désigne-

rons désormais sous les noms de *liqueur sulfatée*, est versé sur le filtre de l'appareil Bernard, et rassemblé dans la pipette graduée que l'on avait eu soin de tenir pleine d'eau chaude jusqu'à ce moment, dans le but d'éviter encore la cristallisation du sulfate. La température de la liqueur sulfatée dans toutes ces opérations ne s'abaisse pas au-dessous de 35°. On amorce alors la pipette en laissant écouler quelques gouttes de liqueur que l'on pourra d'ailleurs reverser dans l'entonnoir supérieur si l'on ne veut rien perdre. Toutes ces opérations exigent moins de temps à s'exécuter qu'à se décrire : il ne s'écoule pas plus de 8 à 10 minutes depuis le moment où le sang a été pris dans l'artère jusqu'au moment ou nous sommes arrivés, c'est-à-dire jusqu'au moment où l'analyse va s'exécuter.

Nous demandons la permission d'ouvrir ici une parenthèse. Diverses critiques ont été adressées au procédé de Cl. Bernard : les unes visent l'opération même de l'analyse et nous les retrouverons tout à l'heure : d'autres s'appliquent aux opérations que nous venons de décrire et doivent être examinées immédiatement. Parmi ces critiques nous devons signaler l'attaque en règle du docteur W. Pavy formulée devant la Société royale de Londres au mois de juillet 1877. Les objections de Pavy sont au nombre de trois. La première, c'est que, dans la méthode française, il y a une perte par évaporation de la liqueur sulfatée. Mais nous voyons que cette objection n'a pas de fondement puisqu'elle suppose faussement que l'on néglige cette perte, tandis qu'au contraire on la compense. C'est en effet un temps essentiel de l'opération, que de rétablir le poids primitif par addition d'eau distillée.

M. Cazeneuve (Comptes rendus de l'Académie des Sciences, 17 mars 1879) a fait une autre objection qui n'est pas mieux fondée. « L'expression du coagulum, dit ce critique, ne suffit pas pour l'épuiser. » Or, il est bien clair, pour peu que l'on prenne la peine d'y réfléchir qu'il est inutile d'épuiser le coagulum et que l'on ne s'est jamais proposé de le faire. Si l'on exprime le caillot, c'est uniquement pour avoir la plus grande quantité possible du liquide. On doit supposer que le liquide est également distribué dans toute la masse sulfatée, et dès lors on pourrait se borner à en prendre un quart, un tiers, une partie quelconque, et à analyser cet échantillon sans se préoccuper le moins du monde de recueillir la totalité.

Nous dirons maintenant quelques mots de l'analyse elle-même.

Au-dessous du bec de la pipette se trouve le petit ballon de verre qui contient 1 centimètre cube du réactif cupro-potassique — on y a ajouté une quinzaine de pastilles de potasse et de l'eau distillée de manière à occuper environ le tiers du ballon. On a noté dans la pipette le niveau de la liqueur sulfatée : on chauffe le ballon jusqu'à ébullition au moyen d'un bec à couronne placé au-dessous à quelque distance et lorsque l'ébullition est en pleine activité on fait tomber la liqueur goutte à goutte. L'oxyde de cuivre est séparé de l'acide tartrique et désoxydé partiellement par le sucre : la liqueur bleue est détruite. La décoloration indique le moment où le réactif employé (1 cent. cube) a tout entier subi la destruction. La quantité de liqueur sulfatée qui a produit ce résultat contient 5 milligrammes de glucose. On connaît donc la teneur en sucre de la liqueur sulfatée.

Mais ce que l'on se propose de connaître c'est la teneur du *sang* : c'est le but de la recherche, et pour qu'il soit rempli il faut savoir combien un poids donné de sang fournit de solution sulfatée. Or, sous la direction de Cl. Bernard, nous nous sommes assurés que 50 parties de sang correspondaient à 40 centimètres cubes de liqueur sulfatée, ou du moins à un chiffre compris entre 37 et 41. On peut adopter le chiffre de 40. Si donc on appelle N le nombre de centimètres cubes versés dans le réactif cupro-potassique pour arriver au virement, la formule

$$P = \frac{8}{n}$$

donne en grammes la quantité de sucre que contient un kilogramme de sang. L'opération n'exige donc qu'une lec-

ture qui fait connaître n ; elle peut être terminée en moins de deux minutes. Le *maximum de l'erreur possible* correspondant à l'écart $\frac{4}{50}$ (puisque nous n'avons jamais trouvé pour la liqueur sulfatée que des nombres compris entre 36 et 41 au lieu de 50), cette erreur est en théorie moindre que $\frac{1}{10}$ — en pratique, elle peut être moindre que $\frac{1}{100}$. Lors donc, par exemple, qu'une détermination a appris que tel sang renferme 3 grammes, 5 de sucre pour 1000, on répond absolument du second chiffre.

Pourtant, W. Pavy et M. Cazeneuve ont incriminé cette manière de procéder. M. Pavy dit que la quantité de liqueur sulfatée correspondant à une quantité donnée de sang peut varier entre des limites étendues dans chaque cas particulier. C'est là une assertion *a priori* qui n'est point fondée. La quantité d'eau du sang varie dans les circonstances physiologiques et pathologiques infiniment moins qu'on ne le suppose. Toujours est-il, qu'en nous plaçant dans les conditions les plus diverses, tant du côté de l'animal que du côté du sulfate plus ou moins aqueux que l'on peut employer, nous n'avons pas vu, en fait, varier la liqueur sulfatée de plus de 4/50.

L'objection de Pavy est donc toute d'imagination et la même conclusion s'applique à celle de M. Cazeneuve qui, sans avoir exécuté aucune expérience à cet égard, écrit ceci : « Ce calcul me paraît inexact. Jamais 1 cent. cube, par » exemple, du liquide de coagulation, ne représente le $\frac{1}{58}$ » (ou $\frac{1}{40}$) du liquide réellement contenu dans le mélange de » 25 grammes de sang et de 25 grammes de sulfate de » soude. Le chiffre absolu que donne Cl. Bernard, a donc » une valeur très-relative, surtout à cause de la propor- » tion d'eau variable contenue dans le sulfate. »

En résumé, aucune des objections adressées à la méthode que nous employons à notre recherche, et qui est la méthode de Cl. Bernard n'est vraiment fondée. Les critiques ont dû ignorer les études préparatoires sur lesquelles la pratique avait été établie.

Il ne reste plus qu'un dernier mot à dire, et ce mot est relatif au principe même de la méthode employée. Nous

osons dire que M. Pavy qni a attaqué cette méthode ne l'a
point comprise. En effet, dit-il, le vice le plus important qui
fausserait l'analyse « résulte de l'influence qne la matière
» organique exerce en empêchant le dépôt de l'oxydule. »
Il n'est pas inutile d'expliquer ou d'éclaircir ce passage. Le
sulfate de soude ne précipite pas toutes les matières azotées :
il reste dans la liqueur sulfatée une très-petite proportion
de substances organiques. Dans ces conditions, et en présence d'un excès de potasse, l'oxydule ,au lieu de rester à
l'état de dépôt, se dissout dans le liquide. Il résulte de là que
la destruction du tartrate cupro-potassique et la séparation
de l'oxydule de cuivre laissent la liqueur limpide et claire
et ne se traduisent optiquement que par un virement du liquide qui de bleu devient incolore. Ainsi, pour que la décoloration ait lieu, il faut ces quatre facteurs en présence, la
liqueur bleue, le sucre, l'excès de potasse, des traces de
matières azotées. C'est là le principe même de la méthode
d'analyse, et nous osons dire que quelques-uns de ceux qui
la critiquent et beaucoup de ceux qui l'appliquent n'en sont
pas suffisamment pénétrés. Nous rangeons dans cette caté-
gorie ceux qui font remarquer qu'il est impossible ou tout au
moins malaisé de saisir exactement la fin de la réaction, en
opérant avec du glucose pur préparé par interversion, et
d'autre part ceux également qui veulent montrer la net-
teté de la même réaction en opérant avec la même liqueur
sucrée pure. Lorsque W. Pavy objecte que la potasse em-
pêche la précipitation de l'oxydule, nous ne saurions donc
le comprendre ou admettre qu'il se comprend. C'est précisément pour empêcher la précipitation, que l'on fait usage
de l'alcali; loin d'être une perturbation, elle est le but
même que l'on se propose, le perfectionnement que l'on a
voulu réaliser.

Reste une dernière objection, la seule qui mérite vraiment discussion et qui ait un fondement expérimental. La
méthode, que nous discutons ici incidemment repose sur
cette donnée, que le sucre est *complètement oxydé aux
dépens du protoxyde de cuivre, et qu'il est la seule*
substance oxydée. Toutes les méthodes fondées sur l'em-

ploi du réactif cuprique, y compris celle que M. Pavy a préconisée, supposent implicitement qu'il en est ainsi. Il s'agit de voir dans quelles limites cette supposition est exacte.

Il y a des substances qui se comportent avec la liqueur bleue comme fait le sucre de raisin, d'abord les différentes espèces de glucoses, puis, à des degrés différents, les aldehydes, l'acide urique, la leucine, l'hypoxanthine, le mucus, la cellulose, le tannin, le chloroforme et le chloral. Si donc le sang contenait quelqu'une de ces substances et que le traitement ne les fît point disparaître, elles pourraient être comptées comme sucre et troubler l'analyse. C'est en se plaçant à ce point de vue absolu et dans cette supposition théorique que Worm Müller et J. Hagen (Pflüger's, Archiv. XVI, p. 567) ont pu dire que la méthode de Fehling ne faisait pas connaître rigoureusement la teneur d'un liquide organique en glucose, mais sa teneur générale en principes réducteurs, et que, par conséquent, l'on ne doit point prendre au pied de la lettre les indications données par les chimistes physiologistes sur la glycose des diverses humeurs animales.

Mais, cette possibilité théorique de l'erreur est-elle réelle en fait? Y a-t-il vraiment, quand on emploie aux recherches physiologiques le traitement précédemment décrit, des substances réductrices? Nous ne le croyons pas, et ceux qui ont prétendu le contraire ont fourni une assertion gratuite. S'il y a quelqu'une de ces substances, par exemple, de l'acide urique, ou elle est retenue par le traitement, ou elle n'est pas en proportion suffisante pour intervenir sensiblement dans la réduction du protoxyde de cuivre. La preuve résulte de deux genres d'essais. Si, comme nous l'avons fait, on ajoute au sang des doses déterminées de glycose pur, on retrouve exactement la quantité ajoutée quelle que soit la concentration de la liqueur primitivement employée. En second lieu, M. Picard (de Lyon) a annoncé qu'en faisant détruire le sucre par fermentation, le sang soumis au traitement ne réduisait plus. Voilà des raisons de croire que ces éléments perturbateurs ne nuisent vraiment pas à la détermination du glycose. D'ailleurs, sur quelles raisons, autres que des raisons théoriques, s'appuie M. Cazeneuve pour admettre leur intervention ? Sur l'écart dès longtemps signalé entre les analyses par le saccharimètre et les analyses par la liqueur bleue. M. Müller et Hagen trouvaient en général qu'il y a concordance jusqu'au $\frac{1}{100}$, sauf pour l'analyse des urines où la différence peut s'élever jusqu'à 3 à 4 0/0. Or, M. Cazeneuve aurait dû se demander, puisqu'il y a désaccord, quelle était celle des deux méthodes qui avait tort; au lieu d'admettre à priori que c'est la méthode de Fehling, comme il le fait, nous serions porté à admettre tout au contraire que c'est la méthode saccharimétrique; et voici nos raisons :

Le saccharimètre, même le saccharimètre perfectionné de Laurent, est un instrument grossier en comparaison de la méthode chimique. Il donne difficilement un degré d'approximation supérieur aux deux centièmes, tandis qu'il s'agit ici de déterminer des millièmes : vouloir juger le procédé chimique par le procédé saccharimétrique, c'est employer en quelque sorte la chaîne d'arpenteur pour mesurer des millimètres.

En second lieu, il y a vraisemblablement des substances dans le sang autres que la glycose qui font tourner le plan de polarisation. De telle sorte que les causes de perturbation sont plutôt inhérentes au saccharimètre qu'au procédé chimique. Ce n'est point là une hypothèse. J'avais signalé, moi-même, dès 1875 un effet de polarisation à droite qui pourrait s'expliquer par l'existence d'une substance de ce genre et que dans le laboratoire nous désignions quelquefois, sans l'avoir isolée, sous le nom de *dextrose*. D'autre part, mon ancien collègue M. d'Arsonval (C. R. de l'Académie des sciences, 7 avril 1879) a annoncé que vraisemblablement cette substance pourrait être de la *dextrine*; le glycogène hépatique aurait été entraîné avant sa transformation complète en glycose.

Deux conclusions se dégagent de cette discussion. La première c'est que la méthode classique depuis Cl. Bernard pour l'analyse du sucre du sang échappe aux reproches qui lui ont été adressés et qu'elle est d'une exactitude sinon absolue, au moins supérieure à la plupart de celles qui sont employées à quelque détermination physiologique que ce soit.

Là seconde c'est que, dans tous les cas on ne saurait lui contester sa valeur comparative. Et cette dernière assurance nous suffit, puisque dans les expériences exposées plus loin nous n'avons recherché que des résultats comparatifs.

Première série d'expériences. — Asphyxie par confinement.

La première série d'expériences a porté sur des chiens dont on gênait l'hématose en les faisant respirer dans l'air confiné d'un vase clos, au moyen du dispositif décrit plus haut.

Voici un type d'expériences :

EXPÉRIENCE I.

Un chien vigoureux, pesant 11 kilog. est fixé, sur la gouttière à contention, dans les conditions indiquées précédemment.

1° On laisse respirer l'animal à l'air libre. Le robinet à trois voies placé sur le tube trachéal est tourné de manière à intercepter la communication avec la cloche tubulée et à la permettre avec l'air extérieur.

On fait une prise de sang de 10 grammes et on l'analyse. Il faut 6 c-c. 2, de liqueur sanguine sulfatée pour amener le virement. La teneur en sucre est donc

$$1.28 \text{ pour } 1.000.$$

2° On fait respirer l'animal dans le vase clos en tournant de 90° la clef du robinet. La gêne respiratoire se manifeste ; au bout d'un quart-heure les symptômes de l'asphyxie deviennent apparents. Il y a de l'agitation, des mouvements respiratoires accélérés. On n'attend pas les signes extrêmes. Quand la pupille se dilate et que la cornée commence à devenir insensible, on fait une prise de sang ; le sang artériel est noir. On l'analyse ; on trouve : teneur en sucre $= 2.53$ pour 1.000, quantité à peu près double de la précédente.

3° On rétablit la communication directe des voies aériennes

avec l'extérieur, en donnant un tour de clef. Le sang artériel reprend progressivement sa couleur rutilante ; le
rhythme respiratoire se rétablit.

On fait une première prise ; l'analyse donne

Teneur en glucose : 1.77 pour 1.000.

On laisse s'écouler dix minutes : on recommence une
nouvelle épreuve.

Teneur en glucose : 1.70 pour 1.000.

4° On active la respiration en excitant les narines par un
jet d'eau froide. On fait une prise de 10 grammes et l'on
retombe exactement au chiffre primitif.

Teneur en glucose : 1.28 pour 1.000.

L'animal, après ces épreuves, a perdu environ 50
grammes de sang dans l'espace de trois quarts d'heure,
perte trop faible pour exercer par elle-même un effet
notable et pour qu'il y ait superposition de l'effet hémorrhagique à l'effet asphyxique. C'est d'ailleurs dans
les derniers essais que cette cause perturbatrice aurait pu
intervenir ; et alors, nous savons que son effet eût été seulement d'accroître la quantité de sucre et par conséquent
d'accentuer les différences que l'expérience a mises en
relief.

Quoi qu'il en soit, nous injectons environ 50 centimètres
cubes d'eau tiède dans l'estomac de l'animal et nous le lais-
sons reposer.

5° Une demi-heure après, nous reprenons l'expérience
dans le but d'avoir une contre-épreuve. Nous tournons le
robinet de manière à faire respirer l'animal dans le vase
clos. Très-rapidement il retombe dans l'état asphyxique ;
sans prolonger aussi longtemps, nous faisons une analyse
qui nous donne :

Teneur en sucre : 2.28 pour 1.000.

On voit, dans cette expérience, le sang devenir plus riche

en glycose à mesure qu'il s'appauvrit en oxygène, et cela avec une rapidité remarquable.

Nous citons cette expérience parmi vingt-six épreuves du même genre, toutes concordantes. Nous n'avons pas toujours exécuté autant d'analyses sur un seul et même chien. Il n'est pas facile d'opérer seulement avec 10 grammes de sang et nous avons été souvent obligé de prendre une quantité plus considérable; ordinairement 20 grammes. L'abondance de la spoliation sanguine oblige alors à se réduire à un petit nombre d'épreuves. Lorsque le chien était de petite taille, nous avons été obligés quelquefois de nous réduire à deux analyses, l'une pendant la respiration à l'air libre, l'autre pendant la respiration asphyxique.

Voici quelques expériences de ce genre :

Expérience II.

Chien de moyenne taille (9 kilog). Prise de sang 20 grammes.

1° Animal respirant à l'air libre — glycose = ...　1.08
2° Respiration dans l'espace confiné.............　2.10
3° La respiration redevient libre, lente d'abord puis un peu plus rapide; à ce moment on fait une nouvelle analyse qui donne....................................　1.50

Expérience III.

Chien noir à poil ras, vigoureux, de taille moyenne.

Prises de sang = 10 grammes et 20 grammes.

Avant asphyxie — glycose = ...　1.31
Etat asphyxique.........................　1.90
L'animal respire de nouveau à l'air : glycose.....　1.40
Nouvel état asphyxique.....................　2.50

Conclusion.

Dans les vingt-six expériences que nous avons répétées, nous n'avons pas trouvé de résultat discordant, au moins en ce qui concerne le sens du phénomène. Nous devons conclure, en conséquence, de cette première série de recherches que : *Dans l'asphyxie rapide [en vase clos] la quantité de sucre du sang varie en sens contraire de la quantité d'oxygène.* Pour employer une comparaison suggérée par l'expérience même il semble qu'en tournant le robinet de communication du poumon avec l'air libre on ouvre ou l'on ferme instantanément le réservoir de sucre qui alimente le sang.

On peut maintenant se demander à quelle condition est due cette accumulation de glycose dans le sang, au moment où la respiration est entravée.

Nous avons, pour ainsi dire, préjugé la question en reliant dans l'énoncé précédent l'augmentation de sucre à la diminution d'oxygène. Il s'agit de justifier cette formule. En effet, l'expérience nous apprend seulement qu'il y a une relation entre le sang asphyxique et la quantité de glycose qu'il contient. Or, le sang asphyxique diffère du sang ordinaire par deux conditions : il renferme moins d'oxygène, il contient plus d'acide carbonique. Ces deux conditions interviennent-elles dans la production du phénomène ; s'il y en a une seule, laquelle des deux?

Il y a une première raison, à priori, pour accorder aux variations de l'oxygène une influence que l'on refusera aux variations de l'acide carbonique. On a considéré autrefois l'acide carbonique comme doué d'une action toxique considérable. Pour M. Brown-Sequard, par exemple, l'acide carbonique est un poison convulsivant et c'est à l'accumulation de ce gaz dans les tissus qu'il attribuait quelques-uns des symptômes ultimes les plus remarquables de l'asphyxie, tels que les convulsions et les hémorrhagies rapides. Les travaux de P. Bert ont obligé à revenir sur cette opinion : ce sont les variations de l'oxygène du sang qui contribuent plus particulièrement à donner au sang asphyxique les propriétés excitantes que tous les physiologistes lui reconnaissent et qui dans beaucoup de recherches l'ont fait employer par les expérimentateurs tels que Luchsinger comme un excitant médullaire. Pour M. Bert l'acide carbonique est bien plutôt un anesthésique. (P. Bert, *loco citato*, p. 1013).

Ces considérations indirectes devaient nous engager à chercher comment le sucre variait dans le sang pendant l'*asphyxie vraie* c'est-à-dire par privation d'oxygène sans augmentation d'acide carbonique : c'est ce qui a été fait, dans une seconde série d'expériences dont nous rapportons ici trois exemples.

Deuxième série d'expériences. — Asphyxie par dépression.

L'animal est placé dans une grande cloche. On diminue la quantité d'oxygène de l'air en diminuant sa pression. Au moyen des appareils de M. Bert on peut amener la pression à être le tiers ou le quart de la pression normale, tout en lui permettant de se renouveler ; en un mot, on peut faire en sorte que l'animal soit soumis à une *pression de 15 à 25 cent. de mercure, sous courant d'air.* On me permettra de signaler ici trois exemples d'expériences que j'ai exécutées sur le conseil de P. Bert et pour son compte et qui sont relatées à la page 731 de son traité sur la *Pression Barométrique* :

Expérience I.

L'animal en expérience est un chien havanais de petite taille.

1° On fait une première analyse du sucre du sang, l'animal respirant à l'air libre, dans des conditions normales. On trouve :

Glycose........ 0,95 pour 1000.

2° Le chien est alors placé dans la grande cloche. On abaisse la pression à *20 c.* sous courant d'air. Au bout d'un quart d'heure l'animal périt, probablement parce que la pression s'est abaissée subitement au-dessous du niveau que l'on voulait maintenir. En un instant l'animal est extrait de la cloche ; le thorax ouvert, on saisit le cœur, on coupe le ventricule et l'oreillette du côté droit, et l'on analyse le sang.

On trouve :

Glycose....... 3 gr. 46 pour 1000.

Nombre presque quadruple du premier.
Le foie contient du sucre.

Expérience II.

On opère encore sur un chien de petite taille.

1° On commence avant toute épreuve, par analyser le sang artériel pris dans la carotide.
On trouve :

Glycose........ 1,5 pour 1000.

2° L'animal est placé dans la cloche. On le soumet à la dépression sous courant d'air. En 20 minutes, on l'amène à la pression de 17 centimètres. On l'y laisse pendant 10 minutes ; puis, on le tue par dépression brusque jusqu'à 9 centimètres de mercure.

On ouvre rapidement le thorax et on tire le sang du cœur gauche pendant qu'il exécute encore ses derniers battements. L'analyse fournit :

Glycose........ 3,3 pour 1000.

Le foie contient du sucre, mais peu de matière glycogène. On s'en assure en le jetant rapidement dans l'eau bouillante aussitôt qu'on l'a extrait et en divisant le fragment ainsi saisi en deux lots que l'on traite, l'un par le charbon, l'autre par la liqueur de Brücke.

Conclusion.

Nous voyons donc que l'état asphyxique vrai (c'est-à-dire l'état anoxyhémique) produit par la diminution de pression s'accompagne d'une augmentation considérable du sucre du sang. Le fait obtenu tout à l'heure avec un procédé particulier d'asphyxie s'étend donc à un autre cas, différent du premier en ce que l'acide carbonique n'a plus de rôle à y jouer : le fait se généralise, et nous l'exprimons en disant sous forme de conclusion :

L'hyperglycémie est une conséquence de l'asphyxie rapide.

Il résulte de là par un ressaut logique que les conséquences mêmes de l'hyperglycémie seront celles de l'asphyxie. Parmi elles, il faut signaler la glycosurie. On sait que lorsque la quantité du sucre augmente daus le sang, le sucre passe dans les urines. Il y a donc une *glycosurie asphyxique* ou un *diabète asphyxique*.

Asphyxie lente.

Il importe de distinguer nettement au point de vue qui nous occupe, l'asphyxie lente, longtemps maintenue, de l'asphyxie rapide. Cette distinction essentielle doit dominer expressément les applications pathogéniques que l'on voudra faire des résultats expérimentaux. Alvaro Reynoso n'a pas soupçonné cette condition si différente des deux états asphyxiques. De là des confusions inextricables, des applications fausses et enfin une déviation complète qui jette cet auteur hors de la bonne route où il s'était d'abord engagé, et qui l'amène à l'explication directement contraire à la vérité qu'il donne de la glycosurie puisqu'il la considère comme un phénomène d'hyposthénisation tandis qu'elle semble être en réalité un effet d'excitation.

Mais laissant de côté pour un moment explications et applications, revenons à l'asphyxie lente. C'est à cette forme d'asphyxie que s'applique la donnée de Cl. Bernard que la quantité de sucre diminue dans le sang à la suite de l'asphyxie. Nous avons pu nous en assurer dans les deux ordres d'épreuves que nous avons suivies :

Dans les cas de la première série (respiration en vase clos), si nous prolongions l'expérience par des alternatives fréquentes de respiration à l'air libre, nous voyions après deux heures et demie à trois heures la quantité de glucose qui avait augmenté, décroître tout à coup d'une manière brusque. En réalité, le phénomène n'a pas changé de sens, c'est-à-dire que l'asphyxie augmente encore la quantité de sucre : si, chez cet animal qui respire insuffisamment, on exagère la gêne respiratoire, on voit passagèrement une légère surélévation qui vient interrompre pour un moment la marche décroissante de la glycémie. Mais, à ces derniers moments, ces oscillations sont insignifiantes et la condition générale de l'organisme, l'épuisement des réserves sucrées est le fait dominant qui masque le processus réel de l'asphyxie.

Dans les cas de la deuxième série (respiration sous dépression les faits sont les mêmes. Voici par exemple deux expériences d'asphyxie lente ; l'une, sur un chien, a été prolongée pendant trois heures ; l'autre (que nous empruntons à P. Bert, sur un rat, a été prolongée pendant cinq heures et demie. Les résultats suivent une gradation :

Expérience. — Un chien de petite taille est placé dans la cloche, après que l'on a pratiqué une analyse du sucre du sang artériel. On a trouvé : sucre 1,80 pour 1000.

On laisse l'animal soumis pendant trois heures à une pression variant entre 15 et 25 cent. de mercure, sous courant d'air. On le sacrifie alors en abaissant brusquement la pression à 5 cent. — On ouvre le thorax au moment où le cœur cesse ses battements et on analyse le sang du cœur droit. On trouve : sucre 1,84 pour 1000.

Cette quantité est sensiblement égale à la précédente. Le glucose est donc revenu à la dose normale : si l'on eut prolongé l'expérience, la dose eut diminué jusqu'à ce que les réserves étant épuisées la mort fût survenue. L'expérience suivante correspond à cette phase ultime :

Expérience. — Un rat est maintenu dans une grande cloche, avec air renouvelé de temps en temps, à la pression oscillant entre 30 et 40 cent., depuis 1 h. 10 jusqu'à 6 h. 45. On abaisse alors la pression à 8 cent., l'animal meurt au bout de 5 minutes.

Le foie est extrait immédiatement, jeté dans l'eau bouillante, puis écrasé avec du noir animal : pas trace de sucre.

(P. Bert., loc. cit., p. 731).

On pourrait dire, en résumant ces faits, que la diminution du sucre du sang, *l'hypoglycémie, est une conséquence indirecte de l'asphyxie longtemps prolongée,* résultant de l'épuisement vital des réserves que cette asphyxie a provoqué.

Comparaison du sucre et des gaz du sang.

Les observations précédentes qui donnent le sens général des phénomènes suffisent pour le but que nous nous sommes proposé. — Elles montrent, sans l'expliquer encore, une relation entre la respiration et la glycémie : elles indiquent la nature de cette relation. Peut-on aller au-delà de cette indication générale? Peut-on espérer des résultats importants d'une étude plus précise? Pour préciser la relation, il faudrait, en plaçant l'animal dans diverses conditions respiratoires, analyser simultanément les gaz et le sucre du sang. Cette opération ne peut malheureusement pas se répéter plusieurs fois à faibles intervalles sur le même animal : la perte de sang doit être chaque fois de 35 à 40 centimètres cubes au minimum : un examen comparatif exige donc de 80 à 100 grammes, c'est-à-dire une quantité assez considérable pour que l'effet asphyxique soit compliqué de l'effet hémorrhagique.

Nous avons pourtant essayé dans quelques cas des déterminations de ce genre. En voici un exemple :

EXPÉRIENCE.

Un chien de grande taille pesant 13 kilog. est étendu sur l'appareil contentif, trachéotomisé et mis en relation avec la cloche tubulée, ainsi qu'il a été expliqué plus haut à propos de notre première série d'expériences.

On tire de la carotide, avec la seringue qui sert aux prises de sang, 40 centimètres cubes de liquide sanguin dont on fait passer 25 cent. cubes dans la pompe à mercure — le reste sert à l'analyse du sucre.

Voici les résultats de ces analyses :

1° *Respiration libre.*

Glycose — 2.1 pour 1.000.

Gaz — (pour 100 c. c. de sang) :
    Oxygène 24.0
    Acide carbonique. 44.4
    Azote 1.8
             70.2

2° *Asphyxie.*

: L'animal est mis en rapport avec la cloche tubulée par un tour de robinet. Agitation. — Insensibilité de la cornée, respirations lentes.

Glycose — 4.0 pour 1000.

Gaz — (pour 100 c. c. de sang) :
    Oxygène 1.2
    Acide carbonique. 49.6
    Azote 1.9
             52.7

La quantité d'oxygène a diminué considérablement d'une expérience à l'autre : le sucre a doublé.

Nous n'avons pas multiplié suffisamment les expériences de ce genre pour être en mesure d'apprécier les enseignements qu'elles peuvent fournir. Nous avons vu seulement que si le sucre et l'oxygène du sang varient en sens inverse, comme nos premières expériences nous l'ont appris, il n'y a pas proportionnalité entre l'augmentation de l'une des substances et la diminution de l'autre. Cette conclusion a son intérêt : elle suffit à écarter l'explication de A. Reynoto qui pensait que l'excès de glycose correspondait exactement à la diminution des combustions respiratoires, l'oxygène n'étant plus en proportions convenables pour brûler le sucre.

Interprétation des résultats.

Si l'on embrasse d'un coup d'œil d'ensemble les faits précédemment signalés, on verra qu'ils ne laissent place qu'à une seule interprétation. A priori, l'augmentation de sucre dans le sang asphyxique pourrait s'expliquer soit par une augmentation de l'apport du foie, soit par une diminution de la dépense des tissus. De ces deux explications, également possibles, la première est la seule qui convienne en réalité. Il y a augmentation de l'apport du foie. — Cette augmentation de l'apport du foie est démontrée par l'épuisement même qui se manifeste lorsque l'état asphyxique a été longtemps soutenu. La consommation de sucre par les tissus peut sans doute diminuer dans l'asphyxie ; mais ce second effet est insignifiant en comparaison du premier : s'il en était autrement, on ne comprendrait pas l'hypoglycémie des périodes ultimes de l'asphyxie lente.

Mais quelle est la cause de cette exagération dans l'apport hépatique ? On pourrait invoquer une condition purement mécanique, l'accélération du cours du sang dans le foie, provoquée par l'agitation dyspnéique et les mouvements précipités du diaphragme, et ayant pour conséquence un lavage plus complet du tissu hépatique. Mais nous avons eu soin de faire remarquer que nous avions réduit autant que possible les influences de ce genre par notre dispositif expérimental : nous ajouterons que dans le cas tout contraire où nous les avons exagérées à dessein, nous n'avons pas noté d'accroissement notable de la glycémie que l'on pût imputer à cette circonstance.

La seule interprétation convenable consistera à admettre que le sang asphyxique agit comme un excitant qui provoque le foie à déverser dans le torrent circulatoire une plus grande quantité de sucre. Quant aux mécanismes par lesquels s'exécuterait cette action, nous ne pourrions pas les discuter sans sortir du terrain purement expérimental sur lequel nous avons résolu de nous maintenir. Nous aurons l'occasion de chercher plus tard s'il s'agit d'une excitation produite sur place ou bien émanée du système nerveux cérébro-spinal, de la moelle ou du bulbe et transmise par le grand sympathique ou par les vagues. Je me bornerai à dire qu'il semble que cette excitation, quelle qu'en soit la nature, revient à accélérer la transformation normale du glycogène en sucre, car le tissu du foie asphyxique très-chargé de sucre est relativement moins riche en glycogène que dans les circonstances ordinaires.

APPENDICE

Du diabète curarique.

Parmi les moyens qui provoquent passagèrement la production du diabète, ou pour parler plus exactement la glycosurie, Cl. Bernard avait signalé, dès 1855 l'empoisonnement par le curare. L'animal curarisé devient diabétique. Plus tard (*Leçons sur le diabète*, 1877, p. 373), il reprit la question avec détails, il examina l'état du sang, l'hyperglycémie précédant toujours le passage du sucre dans les urines, c'est-à-dire la glycosurie.

Cette hyperglycémie s'est montrée très-nettement dans le cas d'empoisonnement curarique. En voici un exemple :

Expérience sur un chien. — Avant l'administration du curare, le sang contenait : glycose 1.50 pour 1000. On soumet l'animal à l'action du poison : on entretient la respiration artificielle. Une nouvelle analyse du sang artériel donne glycose 2.80 pour 1000 quantité presque double de celle qui existait dans le sang au début de l'expérience.

Cl. Bernard a remarqué, au cours de ses expériences, que le phénomène n'était pas constant en toute circonstance. Il y a des chiens qui, empoisonnés par le curare et insufflés artificiellement ne deviennent point hyperglycémiques et, par conséquent, pas diabétiques. Il y a donc concurremment avec le curare une autre condition qui intervient dans la production de l'hyperglycémie et de la glycosurie. Cl. Bernard signala avec beaucoup de sagacité l'état de la question et il chercha à saisir cette condition secondaire mais encore nécessaire. Il remarqua une circonstance qui a une influence incontestable dans la plupart des cas pour empêcher ou permettre le diabète curarique, c'est

l'état de jeûne ou de digestion de l'animal. « Pour ren-
» dre facilement diabétique un animal quelconque, chien
» ou lapin, il faut qu'il soit bien portant et en pleine di-
» gestion. »

Mais il y a une autre circonstance qui n'est plus seulement favorable, mais nécessaire et suffisante, et qui contient
l'explication du phénomène, si nous pouvons conclure de
six expériences concordantes à un résultat constant. Cette
circonstance c'est l'état de la respiration. Quelques auteurs
ont adopté l'opinion de Schiff qui rapporte à l'influence de
la respiration artificielle la production du diabète curarique. Seulement, cette influence s'exerce précisément en
sens contraire de celui qu'il imagine. Les analyses du sang
nous ont montré une diminution notable de l'oxygène dans
tous les cas où il y a eu hyperglycémie curarique et au
contraire une teneur voisine de la normale ou une teneur
exagérée en oxygène, dans les cas où l'administration du
curare n'a point donné une hyperglycémie notable. Dans
une de nos expériences sur un chien curaré nous produi-
sions à volonté l'hyperglycémie en ralentissant le jeu de
l'appareil de respiration artificielle. Nous n'avons pas ren-
contré d'exception, et nous croyons que l'on n'en rencontrera
pas si l'on a soin d'observer ce qui se passe dans les premières périodes de l'empoisonnement curarique et non plus
ce qui survient après une action prolongée du poison, alors
que le refroidissement et une multitude d'autres causes de
désordres peuvent intervenir. Nous croyons donc pouvoir
conclure que : *le diabète curarique n'est qu'une forme du
diabète asphyxique* précédemment étudié.

Versailles. — Imprimerie Cerf et Fils, 59, rue Duplessis.

PUBLICATIONS

DU

PROGRÈS MÉDICAL

6, rue des Ecoles, 6

LE PROGRÈS MÉDICAL

JOURNAL DE MÉDECINE, DE CHIRURGIE ET DE PHARMACIE

Rédacteur en chef : **BOURNEVILLE.**

Paraissant le samedi par cahier de 24 p. in-4° compacte sur 2 colonnes
Un an, 20 fr. — 6 mois, 10 fr.

Pour les étudiants en médecine : un an, 12 fr.

Les Bureaux du **Progrès médical** *sont ouverts de midi à cinq heures.*

Abadie. Sur la valeur séméiologique de l'hémiopie dans les affections cérébrales. In-8 de 12 pages. 0 fr. 40 c. — Pour les abonnés du *Progrès,* 30 cent.

Aigre (D.). Etude clinique sur la métalloscopie et la métallothérapie externe dans l'anesthésie. Un vol. de 86 pages. — Prix : 2 fr. 50. — Pour nos abonnés,   1 fr. 75.

Avezou (J.-C.). De quelques phénomènes consécutifs aux contusions des troncs nerveux du bras et à des lésions diverses des branches nerveuses digitales (étude clinique) avec quelques considérations sur la distribution anatomique des nerfs collatéraux des doigts. Un vol. in-8 de 144 pages. — Prix : 3 fr. 50. — Pour nos abonnés,   2 fr. 50

Balzer (F.). Contribution à l'étude de la Broncho-Pneumonie, in-8 de 84 pages, orné d'une planche en chromo-lithographie. — Prix : 2 fr. 50. — Pour les abonnés du *Progrès,*   1 fr. 75

Béhier. Etude de quelques points de l'urémie (clinique, théories, expériences), leçons recueillies par H. Liouville et I. Straus. In-8 de 24 pages, 60 cent. — Pour les abonnés du *Progrès médical,*   40 cent.

Béhier. De la pellagre sporadique. Leçons faites à l'Hôtel-Dieu en 1873. recueillies par Liouville (H.) et Straus (I.). Paris, in-8 de 24 pages, 60 cent. — Pour les abonnés du *Progrès,*   40 cent.

Besson (I.). Dystocie spéciale dans les accouchements multiples. Vol. in-8 de 92 p. — Prix : 2 fr. — Pour les abonnés du *Progrès,*   1 fr. 25.

Bétous (I.). Etude sur le tabes spasmodique. In-8 de 48 pages.   1 fr. 50 — Pour les abonnés,   1 fr.

Biot (C). Contribution à l'étude du phénomène respiratoire de Cheyne-Stokes (avec tracés pneumographiques et sphygmographiques). Paris 1876. in-8. — Prix : 1 fr. — Pour les abonnés du *Progrès médical,*   60 c.

Bitot. Essai de topographie cérébrale par la cérébrotomie méthodique. — Conservation des pièces normales et pathologiques par un procédé particulier. Un volume in-4° de 40 pages de texte avec 7 figures intercalées et 17 planches en photographie représentant des coupes cérébrales. 1878. — Prix : 12 fr. — Pour les abonnés du *Progrès médical*, 9 fr.

BLONDEAU (A.). Etude clinique sur le pouls lent permanent avec attaques syncopales et épileptiformes. Un vol. in-8 de 72 pages. — Prix : 2 fr. — Pour nos abonnés, 1 fr. 35.

BOURNEVILLE et REGNARD. Iconographie photographique de la Salpêtrière. Cet ouvrage paraît par livraisons de 8 à 16 pages de texte et 4 photo-lithographies. Douze livraisons forment un volume. Les *deux premiers volumes* sont en vente.— Prix de la livraison: 3 fr.— Prix du volume : 30 fr. —Pour les *abonnés* du *Progrès médical*, prix de la livraison, 2 fr., prix du volume, 20 fr. —Nous avons fait relier quelques exemplaires dont le texte et les planches sont montés sur onglets ; demi-reliure, tranche rouge, non rognés. — Prix de la reliure, 5 fr.

BOURNEVILLE, Science et miracle : *Louise Lateau* ou la *Stigmatisée belge*. In-8 de 72 pages avec 2 fig. dans le texte et une eau forte dessinée par P. Richer, 2 fr. 50. 2e édition, revue, corrigée et augmentée.—Prix : 2 fr. 50 — Pour nos abonnés. 1 fr. 50.

BOURNEVILLE. Mémoire sur la condition de la bouche chez les idiots, suivi d'une étude sur la médecine légale des aliénés. Paris, 1863. Gr. in-8 de 28 pages à deux colonnes. 1 fr. — Pour nos abonnés, 70 cent.

BOURNEVILLE. Le choléra à l'hôpital Cochin (Etude clinique). Paris, 1865. In-8 de 48 pages, 1 fr. — Pour les abonnés du *Progrès*, 70 cent.

BOURNEVILLE et TEINTURIER. G. V. Townley, ou du diagnostic de la folie au point de vue légal. Paris, 1865. In-8 de 16 pages. 0 fr. 50. — Pour les abonnés du *Progrès*, 35 cent.

BOURNEVILLE, Etudes cliniques et thermométriques sur les maladies du système nerveux. Premier fascicule : Hémorrhagie et ramollissement du cerveau. Paris 1872. In-8 de 168 pages avec 22 fig. 3 fr. 50. — Pour nos abonnés, 2 fr. 50.
Deuxième fascicule : Urémie et Eclampsie puerpérale ; Epilepsie et Hystérie Paris, 1873. In-8 de 160 pages, avec 14 fig. 3 fr. 50. —Pour nos abonnés. 2 fr. 50.

BOURNEVILLE. Recherches cliniques et thérapeutiques sur l'épilepsie et l'hystérie. In-8 de 200 pages avec 5 fig. dans le texte et 3 planches. 4 fr. — Pour nos abonnés. 2 fr. 75.

BOURNEVILLE. Notes et observations cliniques et thermométriques sur la fièvre typhoïde. In-8° compacte de 80 pages, avec 10 tracés en chromo-litho-graphie. 3 fr. — Pour nos abonnés, 2 fr.

BOURNEVILLE et L. GUÉRARD. De la sclérose en plaques disséminées. Vol. gr. in-8 de 240 p. avec 10 fig. et 1 pl. 4 fr. 50. — Pour nos abonnés, 3 fr.

BOURNEVILLE et VOULET. De la contracture hystérique permanente ou appréciation scientifique des miracles de Saint-Louis et de Saint-Médard. In-8. 2 fr. 50. — Pour nos abonnés, 1 fr. 75.

BOYER (H. Ch. de). Etudes topographiques sur les lésions corticales des hémisphères cérébraux. Volume in-8 de 190 pages, avec 104 figures intercalées dans le texte et une planche. Paris, 1879. — Prix : 6 fr. pour nos abonnés, 4 fr.

BRISSAUD (E.) et MONOD (E). Contribution à l'étude des tumeurs congénitales de la région sacro-coccygienne, 1877, in-8 de 16 pages. — Prix : 50 cent. — Pour les abonnés du *Progrès*, 35 cent.

BRISSAUD. (*Voir* FOURNIER.)

BUDIN (P.). Recherches physiologiques et cliniques sur les accouchements Paris, 1876. In-8 de 36 pages avec figures. 1 fr. — Pour nos abonnés, 65 cent

Budin (P.). De la tête du fœtus au point de vue de l'obstétrique. Recherches cliniques et expérimentales. Gr. in-8 de 112 pages, avec de nombreux tableaux, dix figures intercalées dans le texte, 36 planches noires et une planche en chromo-lithographie. — Prix : 10 fr. — Pour les abonnés du *Progrès*, 6 fr.

Cartaz (A.). Notes et observations sur le tétanos traumatique. In-8 50 cent. — Pour les abonnés du *Progrès*, 35 cent.

Chabbert (L.). De l'anthrax des lèvres, ses complications, son traitement. Paris 1877, in-8 de 44 pages. — Prix : 1 fr. 50. — Pour les abonnés du *Progrès*, 1 fr.

Charcot (J.-M.). Leçons sur les maladies du système nerveux, faites à la Salpêtrière, recueillies et publiées par Bourneville. Tome I : Troubles trophiques ; — Paralysie agitante ; — Sclérose en plaques ; — Hystéro-épilepsie. Paris, 1875, 2ᵉ édition. In-8 de 428 pages avec 25 figures et 10 planches en chromo-lithographie. 13 fr. — Pour nos abonnés, 10 fr.

Charcot (J.-M.). Leçons sur les maladies du système nerveux, faites à la Salpêtrière, recueillies et publiées par Bourneville. Tome II : *Des anomalies de l'ataxie locomotrice* ; — *De la compression lente de la moelle épinière* (mal de Pott, cancer vertébral, etc.) ; — *Des amyotrophies* (paralysie infantile, paralysie spinale de l'adulte, atrophie musculaire protopathique, sclérose des cordons latéraux, etc.). — *Tabes dorsal spasmodique* ; — *Hémichorée post–hémiplégique* ; — *Paraplégies urinaires* ; — *Vertige de Ménière* ; — *Epilepsie partielle d'origine syphilitique* ; — *Athétose* ; — *Appendice, etc.* — Prix : 14 fr. — Pour nos abonnés, 10 fr.

Charcot (J.-M.). Leçons sur les localisations dans les maladies du cerveau, recueillies et publiées par Bourneville. In-8 de 168 pages avec 45 figures dans le texte. — Prix : 5 fr. — Pour nos abonnés, 4 fr.

Charcot (J.-M.). Leçons sur les maladies du foie, des voies biliaires et des reins, faites à la Faculté de médecine de Paris, recueillies et publiées par Bourneville et Sevestre. Un volume in-8 de 400 pages, orné de figures et de sept planches chromo-lithogr. — Prix : 10 fr. — Pour nos abonnés, 7 fr.

Charcot (J.-M.). Leçons cliniques sur les maladies des vieillards et les maladies chroniques. Un fort volume in-8 de 310 pages avec figures dans le texte et 3 planches en chromo-lithographie.—Prix cartonné à l'anglaise, 8 fr. — Pour nos abonnés, 7 fr.

Charcot (J.-M.) et Gombault. Note sur un cas de lésions disséminées des centres nerveux observées chez une femme syphilitique. in-8° avec planches chromo-lithog.—Prix : 1 fr. — Pour les abonnés du *Progrès médical*, 70 cent.

Charcot (J.-M.). De l'anaphrodisie produite par l'usage prolongé des préparations arsenicales. Paris, 1864. In-8. 0 fr. 50. — Pour les abonnés du *Progrès*, 35 cent.

Chouppe (H.). Recherches thérapeutiques et physiologiques sur l'ipéca. Paris, 1873. In-8 de 40 pages, 1 fr. — Pour nos abonnés, 70 cent.

Cornillon (J.). La folie des grandeurs. In-8 de 60 pages. 2 fr. 50. — Pour nos abonnés, 1 fr. 70.

Cornillon (J.). De la contracture uréthrale dans les rétrécissements péniens. In-8° de 60 pages. 1 fr. 50. — Pour nos abonnés, 1 fr.

Cornillon (J.). Action physiologique des alcalins dans la glycosurie. Prix : 60 c. — Pour nos abonnés, 40 cent.

Cornillon (J.). Rapports du diabète avec l'arthritis et de la dyspepsie avec les maladies constitutionnelles. Un volume in-8 de 48 pages. — Paris, 1878. — Prix : 1 fr. 50 ; pour les abonnés du *Progrès*, 1 fr.

Cuffer. Des causes qui peuvent modifier les bruits de souffle intra et extra cardiaques, et en particulier de leurs modifications sous l'influence des changements de la position des malades. Valeur séméiologique de ces modifications. — Prix : 1 fr. 50. — Pour nos abonnés,   1 fr.

DAREMBERG (G.). Les méthodes de la chimie médicale. In-8 de 19 pages. — Prix : 60 c. — Pour nos abonnés,   40 cent.

DEBOVE. Notes sur la méningite spinale tuberculeuse, sur l'hémiplégie saturnine et l'hémianesthésie d'origine alcoolique. Brochure in-8 de 24 pages. Prix : 90 c., pour nos abonnés,   60 c.

DEBOVE (*Voir* LIOUVILLE).

DEHENNE (A.). Note sur une cause peu connue de l'érysipèle. Paris, 1874. In-8, 0 fr. 50. — Pour nos abonnés,   35 cent.

DEJERINE (J.). Recherches sur les lésions du système nerveux dans la paralysie ascendante aiguë. Un volume in-8 de 66 pages. — Paris 1879. — Prix : 2 fr. — Pour nos abonnés,   1 fr. 50

DELASIAUVE. De la clinique à domicile et de l'enseignement qui s'y rattache, dans ses rapports avec l'assistance publique. Paris, 1877, in-8 de 16 p. Prix : 50 c. — Pour nos abonnés,   35 cent.

DELASIAUVE. Du double caractère des phénomènes psychiques. Prix : 50 cent. — Pour nos abonnés,   35 cent.

DELASIAUVE. Classification des maladies mentales ayant pour double base la psychologie et la clinique. Paris, 1877. In-8 de 24 pages. — Prix : 50 cent.

DELASIAUVE. Traité de l'épilepsie. Un gros volume in-8 de 560 pages. — Prix : 3 fr. 50. — Pour nos abonnés,   2 fr. 50

DELASIAUVE (J.). Journal de médecine mentale, résumant au point de vue médico-psychologique, hygiénique, thérapeutique et légal, toutes les questions relatives à la folie, aux névroses convulsives et aux défectuosités intellectuelles et morales, à l'usage des médecins praticiens, des étudiants en médecine, des jurisconsultes, des administrateurs et des personnes qui se consacrent à l'enseignement. Dix volumes (1860-1870). — Prix : 50 fr. — Pour les abonnés du *Progrès médical*,   40 fr.

DRANSART (H.-N.). Contribution à l'anatomie et à la physiologie pathologiques des tumeurs urineuses et des abcès urineux. In-8° de 32 pages avec 1 figure, 70 cent. — Pour les abonnés,   40 cent.

DU BASTY. De la piqûre des hyménoptères porte-aiguillon. Gr. in-8 de 48 pages. 1 fr. 25. — Pour les abonnés du *Progrès*,   85 cent.

DUPLAY (S.). Leçon sur les périarthrites coxo-fémorales, recueillie par H. DURET. In-8 de 20 pages. 60 cent. — Pour nos abonnés,   40 cent.

DUPLAY (S.). Conférences de clinique chirurgicale, faites aux hôpitaux de Saint-Louis et Saint-Antoine, recueillies et publiées par Duret et Marot, internes des hôpitaux. — In-8 de 180 pages. Prix : 3 fr. 50. — Pour les abonnés du *Progrès*,   2 fr. 50.

DUPLAY (S.). Conférences de cliniques chirurgicales faites à l'hôpital Saint-Louis, recueillies et publiées par E. Golay et Cottin. In-8 de 150 pages. — Prix : 3 fr. — Pour nos abonnés,   2 fr.

DUPUY (L.-E.). Etude sur quelques lésions du mésentère dans les hernies In-8° de 16 pages, 50 cent. — Pour les abonnés.   35 cent.

DURET (H.). Etudes expérimentales et cliniques sur les traumatismes cérébraux. Un volume in-8° de 330 pages, orné de 18 planches doubles en chromo-lithographie et lithographie, et de 39 figures sur bois intercalées dans le texte. Paris, 1878. Premier volume, prix : 15 fr.; pour nos abonnés, 10 fr.

FERRIER. Recherches expérimentales sur la physiologie et la pathologie cérébrales. Traduction avec l'autorisation de l'auteur, par H. Duret. In-8° de 74 p. avec 11 fig. dans le texte, 2 fr. — Pour nos abonnés. 1 fr. 35.

Fournier (A). De la pseudo-paralysie générale d'origine syphilitique. Leçons recueillies par E. Brissaud. Paris 1878. In-8 de 24 pages. — Prix : 1 fr. — Pour les abonnés,   65 cent.

Giraldès (J.-A.). Recherches sur les kystes muqueux du sinus maxillaire. — Prix : 1 fr. 50. — Pour nos abonnés,   1 fr.

Giraldès (J.-A.). Etudes anatomiques ou recherche sur l'organisation de l'œil considéré chez l'homme et dans quelques animaux. Paris 1836. In-4° de 83 pages avec 7 planches. — Prix : 3 fr. 50. — Pour nos abonnés, 2 fr. 50.

Giraldès (J.-A.). Des luxations de la mâchoire. Paris 1844. In-4° de 50 pages avec 2 planches. — Prix : 2 fr. — Pour nos abonnés,   1 fr. 35.

Giraldès (J.-A.). De l'anatomie appliquée aux beaux-arts. Cours professé à l'Athénée des Beaux-Arts. Compte rendu par Mlle Lina Jaunez. Paris 1856. In-8 de 8 pages. — Prix :   50 cent.

Giraldès (J.-A.). Plan général d'un cours d'anatomie appliqué aux beaux-arts. Paris 1857. In-8 de 8 pages. — Prix.:   50 cent.

Giraldès (J.-A.). Recherches anatomiques sur le corps innominé. Paris, 1861. In-8 de 12 pages avec 5 planches. — Prix : 1 fr. 50: — Pour nos abonnés,   1 fr.

Giraldès (J.-A). De la fève de Calabar, note présentée au congrès médico-chirurgical de France tenu à Rouen le 30 septembre 1863. Paris 1864, in-8 de 8 pages avec figures. — Prix :   50 cent.

Giraldès (J.-A.). Note sur les tumeurs dermoïdes du crâne. Paris 1866. In-8 de 7 pages. Prix :   40 cent.

Giraldès (J.-A.). Sur un point du traitement de la périostite phlegmoneuse diffuse. Paris 1874. In-8 de 12 pages. Prix   50 cent.

Golay (E.). Des abcès douloureux des os. Un volume in-8 de 162 pages. — Paris, 1879. — Prix : 3 fr. 50 ; pour nos abonnés,   2 fr. 50

Gombault. Etude sur la sclérose latérale amyotrophique. — Prix : 2 fr. — Pour nos abonnés,   1 fr. 35.

Hayem (G.). Leçons cliniques sur les manifestations cardiaques de la fièvre typhoïde, recueillies par Boudet de Paris. In-8 de 88 pages avec 5 figures. Prix : 2 fr. 50. — Pour les abonnés,   1 fr. 70.

Kelsch (A.). Note pour servir à l'histoire de l'endocardite ulcéreuse. In-8° — Prix : 50 cent. — Pour nos abonnés,   35 cent.

Landolt (E.). Leçons sur le diagnostic des maladies des yeux, faites à l'école pratique de la Faculté de médecine de Paris pendant le semestre d'été de 1875, recueillies par Charpentier. Paris, 1877. In-8 de 204 pages. — Prix: 6 fr. — Pour nos abonnés,   4 fr.

Landouzy (L.). Trois observations de rage humaine ; réflexions. In-8° de 16 pages, 50 cent. — Pour les abonnés,   35 cent.

Laveran (A.) Un cas de myélite aiguë. 1876. In-8 de 13 p.   30 cent.

Laveran. Tuberculose aiguë des synoviales,   50 cent.

Leloir (H.). Contribution à l'étude du rhumatisme blennorrhagique, brochure in-8 de 24 pages. — Prix : 75 c. — Pour les abonnés du *Progrès*, 50 c.

Liouville (H.) Contribution à l'étude de la paralysie générale progressive des aliénés. In-8°, 50 cent. — Pour nos abonnés,   35 cent.

Liouville (H.). Nouveaux exemples de lésions tuberculeuses dans la moelle épinière. In-8, 50 cent. — Pour nos abonnés,   35 cent.

Liouville et Debove. Note sur un cas de mutisme hystérique, suivi de guérison. Paris, 1876. In-8. 30 cent.

Liouville. (*Voir* Béhier).

Longuet (F.-E.-M.). De l'influence des maladies du foie sur la marche des traumatismes. In-8 de 124 pages, 4 fr. — Prix pour nos abonnés : 2 fr. 75.

Manuel de la garde-malade et de l'infirmière, publié sous la direction du Dr Bourneville, par MM. Blondeau, de Boyer, Ed. Brissaud, H. Duret, G. Maunoury, Monod, Poirier, P. Reguard, Sevestre et P. Yvon. rédacteurs du *Progrès médical*. — Ouvrage formant trois volumes in-16. —
1er volume : *Anatomie et Physiologie*, 180 pages, 8 figures. Prix : 2 fr.
2e volume : *Pansements*. 316 pages. 60 gravures, prix : 3 fr. 50.
3e volume : *Administration des Médicaments*, 160 pages, prix : 2 fr. —
Pour nos abonnés, l'ouvrage complet, broché. prix 5 fr.
Nous avons fait faire un élégant cartonnage anglais pour chacun des trois volumes du Manuel. — Prix par volume 75 c., l'ouvrage complet, 2 fr.

Marcano (G.) Des ulcères des jambes entretenus par une affection du cœur. In-8. 1 fr. 25. — Pour nos abonnés. 85 cent.

Marcano (G.). De l'étranglement herniaire par les anneaux de l'épiploon. Paris, 1872. In-8 de 8 pages. — Prix : 30 cent.

Marcano. De la psoïte traumatique, in-8° de 160 pages. — Prix : 3 fr. — Pour nos abonnés, 2 fr.

Marcano. Notes pour servir à l'histoire des kystes de la rate. — Prix : 60 cent. — Pour nos abonnés, 40 cent.

Marsat (A.). Des usages thérapeutiques du *nitrite d'amyle*. In-8 de 48 pages. 1 fr. 25. — Pour nos abonnés, 85 cent.

Maunoury (G.). Les hôpitaux-baraques et les pansements antiseptiques en Allemagne. Paris 1877, in-8 de 20 pages. — Prix : 1 fr. — Pour les abonnés du *Progrès*, 70 cent.

Miot (C.). De la myringodectomie ou perforation artificielle du tympan. In-8 de 169 pages avec 16 figures intercalées dans le texte. — Prix : 3 fr. 50 — Pour les abonnés du *Progrès médical*. 2 fr. 50.

Miot (C.). De la Ténotomie du muscle tenseur du tympan. Volume in-8° de 56 pages orné de 11 figures intercalées dans le texte. Paris, 1878. Prix : 1 fr. 50 ; pour les abonnés du *Progrès*, 1 fr.

Onimus. Des applications chirurgicales de l'électricité. Leçons recueillies par Bonnefoy. In-8 de 16 pages, avec 4 figures, 60 c. — Pour nos abonnés. 40 cent.

Ory (E). Maladies de la peau. Notes de thérapeutique, recueillies aux cliniques dermatologiques de M. le professeur Hardy, à l'hôpital St-Louis. Paris, 1877. In-8 de 40 pages. — Prix : 1 fr. — Pour nos abonnés, 70 cent.

Oulmont (P.). Etude clinique sur l'athétose. Paris, 1878. In-8 de 116 pages avec figures. — Prix : 3 fr. — Pour nos abonnés, 2 fr.

Parrot. Cours d'histoire de la médecine. Leçon d'ouverture du 21 novembre 1876. Paris, 1877. In-8 de 20 pages. — Prix : 60 c. — Pour nos abonnés, 40 cent.

Pasturaud (D.). Etude sur les cals douloureux. In-8 de 64 pages. 2 fr. — Pour nos abonnés. 1 fr. 35.

Pathault (L.). Des propriétés physiologiques du Bromure de Camphre et de ses *usages thérapeutiques*. In-8 de 48 pages, 1 fr. 50. — Pour nos abonnés, 1 fr.

Peltier (G.). De la triméthylamine et de son usage dans le traitement du rhumatisme articulaire aigu. In-8 compacte de 34 pages. 60 cent. — Pour nos abonnés, 40 cent.

Peltier (G.). Etude sur la cécité congénitale. Paris, 1869. In-8 de 36 pages. — Prix : 1 fr. — Pour nos abonnés, 70 cent.

Peltier (G.). L'ambulance n° 5. Paris, 1871. In-8 de 110 pages. 1 fr.

Pitres (A.). Recherches sur les lésions du centre ovale des hémisphères cérébraux, étudiées au point de vue des localisations cérébrales. Paris, 1877. In-8 de 148 pages, avec deux planches chromo-lithographiques. — Prix : 4 fr. — Pour nos abonnés, 2 fr. 70.

Poinsot (G.). Contribution à l'histoire clinique des tumeurs du testicule, brochure in-8 de 28 pages. Prix : 1 fr.; pour nos abonnés, 70 cent.

Questionnaire pour le 1er examen de doctorat. Recueil de séries d'examens subis récemment (en 1876) à la Faculté de médecine de Paris, indiquant : 1° La composition du jury pour chaque série; 2° La préparation anatomique de chaque candidat; 3° Les questions orales auxquelles le candidat a dû répondre ensuite; 4° Enfin le résultat de l'examen dans chaque série; suivi de questions sur les accouchements, recueillies au cinquième examen de doctorat et aux examens de sage-femme. Paris, 1876. In-16 de 91 pages. — Prix : 1 fr. — Pour nos abonnés, 70 cent.

Ranvier (L.). Leçon d'ouverture du cours d'anatomie générale au Collége de France. Paris, 1876. In-8 de 16 pages. — Prix, 60 c. — Pour nos abonnés, 40 cent.

Raymond (F.). Etude anatomique, physiologique et clinique sur l'hémichorée, l'hémianesthésie et les tremblements symptomatiques. In-8 de 140 pages avec figures dans le texte et 3 planches. 3 fr. 50. — Pour nos abonnés, 2 fr. 50.

Reclus (P.). Du tubercule du testicule et de l'orchite tuberculeuse. In-8 de 212 pages avec 5 planches en chromo-lithographie, 5 fr. — Pour nos abonnés, 4 fr.

Reclus (P.). De l'épithélioma térébrant du maxillaire supérieur. Paris, 1876. In-8 de 4 pages. — Prix : 20 cent.

Reclus (P.). La fontaine d'Ahusquy, brochure in-8 de 30 pages. — Prix : 1 fr. — Pour les abonnés, 70 c.

Reclus (P.). Des ophthalmies sympathiques. Un fort volume in-8 de 210 pages. — Prix : 5 fr. pour les abonnés du *Progrès médical*, 4 fr.

Regnard (P.). Recherches expérimentales sur les variations pathologiques des combustions respiratoires. Un fort volume in-8° de 394 pages, enrichi de 100 gravures dans le texte. — Paris, 1879. — Prix : 10 fr.; pour les abonnés, 7 fr.

Ribemont (A.). Recherches sur l'insufflation des nouveau-nés et description d'un nouveau tube laryngien. Un volume in-8 de 40 pages et 8 planches. — Paris, 1878. — Prix : 3 fr. 50 ; pour nos abonnés, 2 fr. 50

Roque (F.). Des dégénérescences héréditaires produites par l'intoxication saturnine lente. Paris, 1872. In-12 de 15 pages. — Prix : 30 cent.

Rosapelly (Ch. L.). Recherches théoriques et expérimentales sur les causes et le mécanisme de la circulation du foie. Un volume in-8 de 76 pages orné de 24 figures. — Prix : 3 fr.; pour nos abonnés, 2 fr.

Schémas pour relever à l'autopsie les lésions cérébro-spinales. Feuille carrée contenant 13 figures. — Prix : 20 cent.

Seguin (E.-C). Registre memento d'observations, pour conserver toutes les observations faites au lit du malade. Paris, 1878. — Prix : 60 cent.

Straus. (*Voir* Béhier.)

Tarnier. De l'influence du régime lacté dans l'albuminurie des femmes enceintes et de son indication. 50 cent.

THAON (L.). Recherches cliniques et anatomo-pathologiques sur la tuberculose. Grand in-8º de 112 pages, avec 2 planches en chromo-lithographie, 4 fr. 50. — Pour nos abonnés, 3 fr.

THAON (L.). Clinique climatologique des maladies chroniques. — 1er fascicule : phthisie pulmonaire. Un volume grand in-8 de 164 pages, avec 2 planches de tracés de température. Paris 1877. — Prix : 4 fr.; pour les abonnés, 2 fr. 75

TEINTURIER (E.). Les Skoptzy, étude médico-légale sur une secte religieuse russe dont les adeptes pratiquent la castration. — Un joli volume in-12, orné de gravures représentant les différents modes de castration employés par ces fanatiques. — Prix : 1 fr. 50. — Pour les abonnés du *Progrès médical*, 1 fr.

TERRILLON. Des troubles de la menstruation après les lésions chirurgicales ou traumatiques. In-8 de 22 pages, 60 cent. — Pour les abonnés, 40 cent.

TERRILLON. Contribution à l'étude des gommes syphilitiques du testicule ou sarcocèle gommeux. — Prix : 50 c. — Pour nos abonnés, 35 cent.

TRÉLAT (U.). Leçons de clinique chirurgicale, professées à l'hôpital de la Charité (1875-1876), recueillies et rédigées par A. Cartaz. Paris, 1877. In-8 de 127 pages. — Prix : 3 fr. — Pour nos abonnés, 2 fr.

VILLARD (F.). De l'aphasie ou la perte de la parole et de la localisation du langage articulé, par le Dr Batman, traduit de l'anglais par F. Villard. Un volume in-8º de 128 pages. Paris, 1870. Prix : 2 fr.; pour les abonnés. 1 fr. 25.

VILLARD (F.). Notice hygiénique et médicale sur l'Attique. Brochure in-8 de 30 pages. Prix : 1 fr. Pour nos abonnés, 70 cent.

LE PROGRÈS MÉDICAL : tome I (1873), épuisé. — Tome II (1874), épuisé. — Tome III (1875), vol. in-4º de 800 pages avec 50 figures, prix : 16 fr. — Tome IV (1876), vol. in-4º de 960 pages, prix : 16 fr. — Tome V (1877), vol. in-4º de 1100 pages, prix : 20 fr. — Tome VI (1878), vol. in-4º de 1020 pages, prix : 20 fr.

Les Bureaux du PROGRÈS MÉDICAL sont ouverts de midi à 5 heures

(DIMANCHES ET FÊTES EXCEPTÉS)

VERSAILLES. — IMPRIMERIE CERF ET FILS, 59, RUE DUPLESSIS.